AF312987

SYMPTOMES

Gastro-intestinaux graves

revêtant les caractères de l'urémie

au cours de la lithiase urinaire

PAR LE

Docteur L. GALLAND-GLEIZE

ANCIEN INTERNE PROVISOIRE DES HOPITAUX DE PARIS

Médecin Consultant à VITTEL (Vosges)

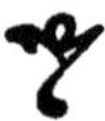

SAINT-DIZIER

TYPOGRAPHIE ET LITHOGRAPHIE O. GODARD

1903

Symptômes Gastro-Intestinaux graves

revêtant les caractères de l'urémie

au cours de la lithiase urinaire

SYMPTOMES

Gastro-intestinaux graves

revêtant les caractères de l'urémie

au cours de la lithiase urinaire

PAR LE

Docteur L. GALLAND-GLEIZE

ANCIEN INTERNE PROVISOIRE DES HOPITAUX DE PARIS

Médecin Consultant à VITTEL (Vosges)

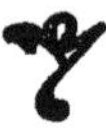

SAINT-DIZIER

TYPOGRAPHIE ET LITHOGRAPHIE O. GODARD

1903

SYMPTOMES

Gastro - Intestinaux graves

revêtant les caractères de l'urémie

au cours de la lithiase urinaire

Nous savons qu'un certain nombre des déchets résultant de la désassimilation de nos tissus, et que divers produits toxiques incessamment fabriqués dans l'organisme, sont normalement éliminés par l'urine. Que cette élimination vienne à ne plus se faire, ou bien qu'elle ne se fasse plus que d'une façon incomplète et insuffisante, les matériaux qui la constituent restent dans le sang, s'y accumulent et donnent lieu à des phénomènes d'empoisonnement particuliers qu'on a coutume de désigner sous le nom d'urémie.

Ces phénomènes sont multiples et variés ; de là des modalités cliniques de l'urémie très nombreuses. Ce sont néanmoins les troubles nerveux et respiratoires qui, avec les désordres gastro-intestinaux, représentent l'expression la plus habituelle comme la plus importante de l'empoisonnement urinaire.

Quels que soient, parmi les produits contenus dans l'urine, celui ou ceux qui sont susceptibles d'occasionner les accidents urémiques, que ces accidents, en d'autres termes, soient plus spécialement causés par telle ou telle substance urinaire en particulier, ou par l'ensemble de ces substances, ainsi qu'on l'admet en général aujourd'hui ; quelle que soit, d'autre part, l'idée qu'on puisse se faire du mécanisme intime de production des phénomènes urémiques, peu nous importe : c'est là, en effet, une question purement doctrinale que nous n'avons pas à traiter ici.

Nous ferons seulement remarquer qu'en tous cas il est habituel que l'apparition des phénomènes urémiques coïncide avec une modification quelconque, plus ou moins considérable, mais néanmoins appréciable, du liquide urinaire.

Tantôt la modification porte sur la quantité de l'urine sécrétée ; c'est ainsi que l'on a observé de l'oligurie pouvant aller jusqu'à l'anurie complète, et, plus rarement, un certain degré de polyurie. Tantôt ce sont les qualités mêmes de l'urine qui sont altérées : il peut y avoir, par exemple, un abaissement notable du chiffre de l'urée, bien qu'on ait observé des malades « atteints d'acci-
« dents urémiques qui rendaient dans leurs urines
« une quantité d'urée normale et même supé-
« rieure à la normale. » (Dieulafoy.)

Dans tous les cas, et nous insistons sur ce point en le répétant, l'urémie est l'indice constant d'un trouble plus ou moins profond de la dépuration urinaire qui est devenue incomplète et insuffisante, qui a pu même cesser de se faire entièrement.

Quant aux causes immédiates capables d'amener le trouble de la dépuration urinaire et consécutivement les accidents toxiques de l'urémie, elles sont très nombreuses, comme on le sait. Le plus souvent, on peut dire cependant avec le professeur Dieulafoy que l'urémie « est un des symptômes des néphrites ».

Or, dans le cours de notre pratique médicale, nous avons eu l'occasion d'observer quelques malades atteints depuis un temps plus ou moins long de lithiase urinaire, et chez lesquels sont survenus, à un moment donné, des troubles gastro-intestinaux d'une gravité exceptionnelle, qui, en raison de leur gravité même, mais en raison surtout de leurs caractères particuliers, nous ont paru dignes d'être signalés.

Ces symptômes, en effet, ont présenté toute la physionomie clinique habituelle, ont revêtu toutes les allures de l'urémie à modalité gastro-intestinale. Apparaissant d'ailleurs chez des malades depuis plus ou moins longtemps graveleux, qui, par conséquent, du fait même de leur gravelle, étaient susceptibles de présenter quelque altération plus ou moins sérieuse, et peut-être méconnue ou latente jusque-là, des reins et de l'appareil urinaire, il était assez naturel qu'ils évoquassent immédiatement dans l'esprit du médecin l'idée d'une intoxication urémique. Mais chez aucun de ces malades nous ne constatâmes de trouble notable de la fonction urinaire. L'urine continua à être sécrétée et excrétée chez eux en quantité à peu près normale, il n'y eut ni oligurie ni polyurie. L'analyse du liquide urinaire, pratiquée à plusieurs reprises, ne nous révéla aucune altération importante de ce liquide. Le chiffre de l'urée, notamment, ne s'abaissa pas au-dessous de la moyenne normale et, dans un cas, nous trouvâmes même une élévation de ce chiffre. Dans un autre cas, nous notâmes bien la présence de traces d'albumine, mais cette albuminurie légère, sur l'origine de laquelle nous nous expliquerons d'ailleurs, ne s'accompagna jamais d'aucun signe d'une altération rénale grave.

En un mot, dans aucun des faits soumis à notre observation, nous ne constatâmes les signes d'une insuffisance de la dépuration urinaire.

Nous publions ici un des faits qui nous a paru plus particulièrement remarquable à cet égard.

OBSERVATION

Monsieur Ch..., 56 ans, employé de bureau, de souche paternelle arthritique, accuse depuis longtemps des douleurs rhumatoïdes, qui se portent tantôt sur les articulations, en particulier sur celles des pieds, des poignets et des mains, tantôt sur les masses musculaires, celles des lombes plus spécialement, tantôt enfin sur les principaux troncs nerveux (nerfs intercostaux, nerf sciatique entre autres).

De temps en temps, il a rendu du sable rouge. Deux ans avant sa venue à Vittel, il a eu un premier accès de colique néphrétique du côté gauche, suivi de l'expulsion d'un calcul rouge-jaunâtre. Pas d'hématurie à cette occasion. Depuis cette époque jusqu'au moment où nous le voyons pour la première fois, il a eu plusieurs petites crises néphrétiques, suivies chaque fois de l'expulsion de sable rouge et d'un ou plusieurs petits graviers. C'est pourquoi M. Ch..., suivant le conseil de son médecin, se décide à venir faire une cure hydrominérale à Vittel au mois d'août 1899. Il s'adresse à nous pour le diriger.

M. Ch... offre tous les caractères extérieurs de l'arthritique : teint fleuri, facies congestif, calvitie spéciale, embonpoint marqué, etc. C'est un sédentaire par profession. Gros mangeur, buvant bien, mais sans excès proprement dit, et ne buvant qu'exceptionnellement des vins fins ou des liqueurs, il a toujours eu des digestions à peu près normales ; l'estomac n'est pas, chez lui, sensiblement dilaté, on observe seulement un peu de ballonnement général du ventre, plus marqué cependant sur le trajet du gros intestin. Le malade est ordinairement constipé. Les principaux viscères sont ou paraissent sains, le foie ne déborde pas, rien de particulier à signaler du côté du cœur et des gros vaisseaux de la base. L'artère radiale est seulement un peu dure, le pouls assez plein. La tension artérielle n'a pas été prise. Pas d'hémorroïdes, pas de varices des membres. L'appareil respiratoire est sain.

Les mictions sont normales. L'urine, examinée à l'arrivée, présente une coloration jaune ambrée assez foncée.

Densité : 1023. Urée : 22. Acide urique : 0.79

Par le repos, l'urine abandonne un précipité rouge uratique abondant. A l'examen microscopique, on voit de nombreux cristaux d'acide urique, de l'urate de soude ; il n'y a ni albumine, ni sucre. Tel est l'état du malade quand il commence sa cure hydro-minérale.

Cette cure consiste en eau de la Grande Source en boisson, à doses progressives et croissantes, mais modérées, suivant notre pratique habituelle. Un grand bain tiède tous les deux jours ; frictions sèches au gant de crin chaque matin au lever.

Pendant les 4 ou 5 premiers jours de la cure, il ne se produit rien de particulier. L'eau passe bien, la diurèse reste seulement assez peu active.

Vers la fin du premier septenaire, le malade se plaint tout-à-coup d'éprouver du dégoût pour l'eau minérale ; à ce moment cependant, il n'en prend pas plus de 5 doses de deux tiers de verre, ce qui correspond à 1.000 grammes de liquide, prises en 5 fois, de quart d'heure en quart d'heure dans le courant de la matinée à jeun. En même temps, la langue se charge et devient saburrale. D'autre part, le malade accuse des douleurs assez vives dans la région lombaire, mais sans irradiations précises vers l'uretère.

Nous administrons un purgatif salin, nous conseillons la diète lactée mitigée, et nous diminuons la dose d'eau minérale.

L'embarras gastrique s'accentue, la langue se couvre d'un enduit blanc-jaunâtre de plus en plus prononcé, elle se sèche ; la soif devient intense, l'haleine est fétide, le dégoût pour la nourriture est bientôt absolu. Un état nauséeux permanent s'établit. Puis les vomissements apparaissent, d'abord alimentaires, puis aqueux, glaireux et bilieux ; ils ne tardent pas à devenir incoercibles ; l'estomac rejette tout ce qu'on lui présente, c'est à peine s'il garde un peu d'eau ou de citronnade glacée. Les selles sont irrégulières, la constipation alterne avec de la diarrhée à odeur extrêmement fétide.

L'état du malade est alors véritablement lamentable ; son facies exprime un malaise profond ; il éprouve une fatigue extrême qui l'oblige à se mettre au lit. Le lumbago est devenu plus accusé ; la peau est chaude, néanmoins, il n'y a pas d'élévation de la température du corps.

Pendant ce temps, la fonction urinaire, qui avait immédiatement attiré notre attention, reste à peu près normale. La diurèse est peu active ; le malade urine cependant plus d'un litre dans les 24 heures. D'autre part, le liquide urinaire n'est pas altéré dans ses principaux caractères physiques ou chimiques. Tels ceux-ci se sont montrés à nous au premier examen, tels ils sont à peu près encore au moment où l'embarras gastro-intestinal est le plus accentué. Le malade ne rend pas de sable.

Cet état persiste pendant une dizaine de jours sans s'améliorer, malgré la cessation du traitement minéral et en dépit des différents moyens thérapeutiques essayés par nous. Nous commencions à être sérieusement inquiet de la persistance de cet état de choses, car le malade est dans un état de faiblesse très grande ; il a maigri de 8 livres depuis le début de la crise. Enfin, sans que la douleur ait notablement augmenté, sans qu'il y ait eu d'irradiation douloureuse nettement caractérisée vers l'uretère, sans qu'on ait observé, en un mot, les phénomènes par lesquels se traduisent ordinairement les accès aigus de coliques néphrétiques, le malade rend brusquement une quantité considérable de sable urique et une quinzaine au moins de calculs rouge-jaunâtres de moyenne grosseur, analogues comme aspect à ceux qu'il avait rendus dans les crises néphrétiques antérieures.

Alors tous les phénomènes graves que nous venons de relater se dissipent rapidement ; les vomissements cessent, la langue se nettoie et bientôt tout rentre dans l'ordre.

Nous avons eu l'occasion de revoir notre malade en 1900 et en 1901. Son état s'est sensiblement amélioré depuis sa première cure, il n'a eu qu'une seule crise néphrétique en deux ans. Les éliminations de sable sont devenues bien moins fréquentes et moins abondantes. Enfin, les deux cures de 1900 et de 1901 se sont passées normalement.

RÉFLEXIONS

Cette observation nous a paru présenter un réel intérêt clinique, et comme telle valoir la peine d'être rapportée. On nous objectera peut-être que les phénomènes gastro-intestinaux particulièrement graves que nous venons de relater pourraient bien n'avoir été, dans la circonstance, que le fait d'une intolérance spéciale de notre malade à l'égard de l'eau minérale, c'est-à-dire, en d'autres termes, l'expression symptomatique d'une violente indigestion d'eau.

Sans nier d'une façon absolue la possibilité d'une pareille intolérance gastrique, nous répondrons cependant qu'elle doit être bien rare. Pour notre part, dans le cours d'une pratique déjà longue, nous ne l'avons jamais rencontrée. Un des caractères généraux les plus remarquables de l'eau minérale de Vittel est d'ailleurs son extrême digestibilité même.

Malgré cela, nous la prescrivons toujours avec une très prudente réserve, et nous nous efforçons surtout d'entraîner très graduellement les malades aux doses d'eau un peu élevées. Or, nous n'avons pas procédé d'une manière différente dans le cas dont il s'agit ici. Les accidents relevés chez notre malade ont, du reste, fait leur apparition dès la fin du premier septenaire de la cure, en un moment où, comme nous l'avons déjà fait remarquer, il n'absorbait encore que des doses d'eau très modérées, incapables vraiment d'amener une pareille révolte de l'estomac.

On nous dira peut-être d'autre part que les phénomènes observés par nous n'ont été que l'expression exagérée, poussée pour ainsi dire à ses extrêmes limites, des phénomènes d'embarras gastrique qui accompagnent habituellement les crises de lithiase urinaire. Nous n'ignorons certes pas qu'au cours de la lithiase urinaire, en effet, ou, plus exactement, dans l'épisode aigu qui constitue l'accès de colique néphrétique, on observe, à un degré plus ou moins considérable, les symptômes d'un embarras gastro-intestinal caractérisé par les phénomènes ordinaires que nous connaissons. Mais cet embarras gastrique n'a vraiment ni la physionomie, ni les allures cliniques des phénomènes relatés par nous plus haut. Il apparaît à l'occasion d'un accès aigu, reste dans des limites modérées, et disparaît en général rapidement avec l'accès à l'occasion duquel il s'est montré, qu'il soit ou non suivi de l'expulsion de sables et de calculs. Du reste, quand bien même on persisterait à admettre qu'entre les phénomènes d'intolérance gastro-intestinale graves que nous avons rapportés, et l'embarras gastrique banal qui accompagne tout accès de colique néphrétique en général, il n'y a qu'une question de nuance et de degré : cela

n'ôterait rien à la valeur clinique des faits observés par nous. Ceux-ci n'en resteraient pas moins
tout-à-fait exceptionnels et rares.

Il y a deux ans, nous avons eu l'occasion de
donner nos soins à un malade chez lequel les
choses se sont passées à peu près comme chez le
malade de l'observation précédente. Ce malade
était, lui aussi, un arthritique nettement caractérisé atteint de lithiase urique depuis longtemps.
Celle-ci avait occasionné chez lui plusieurs accès
de colique néphrétique suivie d'expulsion calcu-
leuse. Comme notre premier malade, il fut pris, au
cours de sa cure minérale à Vittel, d'accidents
gastro-intestinaux graves, semblables à ceux que
nous avons relatés. Chez lui aussi les accidents
cessèrent assez rapidement, à la suite d'une abon-
dante élimination de sable et de l'expulsion, à
intervalles très rapprochés, de plusieurs calculs
uriques de la grosseur d'une lentille à celle d'un
petit pois.
Comme dans l'observation précédente, les symptômes digestifs dominèrent la scène, mais les
symptômes néphrétiques proprement dits furent
peu accusés.
Le seul point par lequel les deux malades se
différencièrent l'un de l'autre fut que, chez le
second, les digestions avaient été de tout temps
mauvaises, que l'éthylisme n'était pas étranger au
mauvais fonctionnement des voies digestives, que

son foie, quand je l'examinai pour la première fois, était congestionné et débordait de deux travers de doigt le rebord costal. Enfin, son urine était albumineuse, mais il n'y avait pas longtemps que le malade avait eu une crise néphrétique quand il vint faire sa cure à Vittel.

On trouvait encore dans son urine, examinée au microscope, de nombreuses hématies, témoignant vraisemblablement d'une congestion rénale récente, c'est-à-dire contemporaine de la crise, et occasionnée par la présence de graviers dans les conduits rénaux. L'albumine n'existait d'ailleurs qu'à l'état de traces, et nous ne constatâmes aucun autre signe d'altération rénale grave, aucun élément figuré du rein. Nous n'avons pas cru devoir reproduire cette dernière observation in-extenso, pour ne pas nous exposer à d'inutiles redites.

En résumé, en dehors et, si nous osions nous exprimer ainsi, au-dessus des symptômes d'embarras gastrique qui sont l'accompagnement habituel des crises aiguës de coliques néphrétiques, on peut rencontrer, au cours de la gravelle urinaire, des phénomènes gastro-intestinaux d'une gravité exceptionnelle. Ces phénomènes ressemblent absolument à ceux qui caractérisent l'urémie à forme gastro-intestinale. Apparaissant plus ou moins brusquement chez des malades depuis plus ou moins longtemps graveleux, et susceptibles, par conséquent, d'avoir des lésions plus ou moins sérieuses du côté des reins et de l'appareil urinaire, il est assez naturel qu'ils évoquent immédiatement dans l'esprit du médecin l'idée de l'urémie vraie.

L'examen de la fonction urinaire et de l'urine, en montrant dans ces cas que la première n'est que peu ou même pas troublée, et que la seconde n'est modifiée ni dans ses caractères physiques, ni dans ses caractères chimiques essentiels, fournit la preuve irréfutable que la dépuration urinaire reste normale, et que les phénomènes observés ne sont pas de nature urémique vraiment.

Après une période de temps variable, mais dépassant beaucoup les limites habituelles de durée d'une crise néphrétique ordinaire, et sans que les malades aient accusé ces violentes douleurs du côté des reins, avec irradiations vers l'uretère, qui caractérisent essentiellement l'accès aigu de colique néphrétique, il survient d'abondantes éliminations de sables, de graviers et de calculs, sorte de débâcle à la suite de laquelle tous les accidents digestifs disparaissent rapidement.

Il paraît bien qu'en réalité il s'agisse ici de crises néphrétiques d'une gravité exceptionnelle, crises prolongées, et dans lesquelles les désordres digestifs dominent la scène clinique, tandis que les accidents douloureux ordinaires restent peu marqués.

C'est chez des graveleux, au cours d'une cure hydro-minérale, que nous avons observé les faits rapportés par nous actuellement. N'est-il donc pas assez rationnel d'admettre que la cure hydro-minérale elle-même agisse dans tous ces cas comme cause provocatrice directe des accidents que nous venons de mentionner? Nous remarquerons d'abord que, dans tous les cas dont nous avons été témoin, les crises ont été suivies d'élimination de sables et de calculs plus abondantes certainement qu'ordinairement.

Nous pensons que l'eau minérale mobilise assez rapidement les masses sablonneuses, graveleuses, calculeuses contenues dans les conduits urinaires.

Elle ne parvient pas tout d'abord à en déterminer l'élimination, soit parce que ces masses sont trop abondantes, soit parce qu'elles adhèrent trop fortement aux parois des conduits qui les contiennent, et pour lesquels elles ont été une cause d'irritation et d'inflammation. Il s'établirait ainsi une sorte de lutte entre l'eau qui fait effort pour expulser les masses graveleuses et les conduits urinaires qui résistent à cet effort.

De là une action réflexe en vertu de laquelle, au lieu qu'il se produisît un arrêt de la sécrétion de l'urine, une paralysie rénale avec anurie consécutive, ainsi que cela s'observe de temps à autre à l'occasion de la présence d'un calcul dans un des uretères, il se produirait un trouble de l'innervation motrice et sécrétoire du côté de l'estomac et de l'intestin.

Quoi qu'il en soit de notre explication, et quelque crédit qu'on veuille lui accorder, nous n'avons eu d'autre prétention ici que d'attirer l'attention de nos collègues sur des faits cliniques certainement rares et qui nous ont paru mériter quelque intérêt.

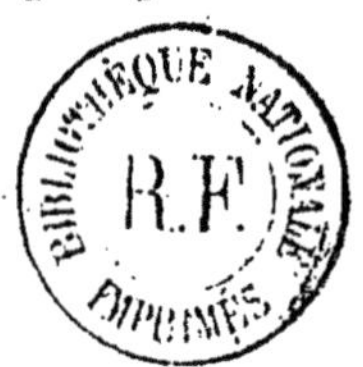

TYP. ET LITH. O. GODARD, SAINT-DIZIER

DU MÊME AUTEUR

Corps étrangers des voies aériennes (*Annales des maladies de l'oreille et du larynx* N° 5. — 1er novembre 1877.)

De la fièvre intermittente chez les enfants (Paris, 1879. — Chez PARENT.)

De la station hydro-minérale de Saint-Alban et des principales applications thérapeutiques de ses eaux. (Roanne, 1892. — Société polygraphique.)

De la médication par l'acide carbonique à Saint-Alban. (Id.)

Etude sur les eaux minérales de Vittel. (Saint-Dizier, 1895. — Chez O. GODARD.)

La même étude en anglais.

La journée du buveur à Vittel. (*Bulletin médical des Vosges.* — Oct. 1895.)

De certaines variétés de lombalgies dues à la lithiase urinaire latente. (Saint-Dizier, 1896. — Chez O. GODARD.)

Sur un cas d'entéroptose d'origine traumatique. (Communication faite à la Société médico-chirurgicale. — Février 1897.)

De la pseudo-colique hépatique d'origine hystérique. (Communication faite à la Société d'hydrologie. — Décembre 1898.)

Des indications de l'eau de la Source salée de Vittel dans la lithiase biliaire. (Saint-Dizier, 1899. — Chez O. GODARD.)

Hématurie d'apparence essentielle. (Communication résumée. In *Bulletin de la 4e session de l'Association française d'Urologie*, Paris, 1900. — Chez O. DOIN.)

Du rein mobile et douloureux dans ses rapports avec la colique néphrétique. (Extrait du *Bulletin de l'Association française d'Urologie* — Paris, 1901.)

Saint-Dizier. — Typ. et Lith. O. Godard.

www.ingramcontent.com/pod-product-compliance
Ingram Content Group UK Ltd.
Pitfield, Milton Keynes, MK11 3LW, UK
UKHW021642130726
13696UKWH00005B/2360